Dʳ Léon PILLE

A PROPOS

DE

DEUX CAS DE NÉVRITE

D'ORIGINE RHUMATISMALE

LILLE

LE BIGOT FRÈRES, Imprimeurs-Éditeurs

25, Rue Nicolas-Leblanc, 25

1912

Léon PILLE

A PROPOS

DE

DEUX CAS DE NÉVRITE

D'ORIGINE RHUMATISMALE

LILLE

LE BIGOT FRÈRES, Imprimeurs-Éditeurs

25, Rue Nicolas-Leblanc, 25

1912

A MES PARENTS

*Témoignage d'affection
et de reconnaissance.*

———

A LA MÉMOIRE DE MON FRÈRE HENRI

———

A MES AMIS

AVANT-PROPOS

Au moment de terminer nos études médicales, nous tenons à exprimer ici toute notre reconnaissance à nos Maîtres autant pour le bienveillant accueil que nous avons toujours reçu d'eux que pour leur enseignement si dévoué dont nous garderons un souvenir vivace.

Qu'il nous soit permis de remercier d'abord et d'une façon toute spéciale Monsieur le Professeur COMBEMALE, Doyen de la Faculté, qui s'intéressa toujours à nos études et fut pour nous le Maître et l'ami le plus bienveillant. Notre reconnaissance se trouve accrue par la faveur et l'honneur qu'il a bien voulu nous faire de nous proposer le sujet de notre thèse et d'en accepter la Présidence.

Messieurs les Professeurs BAUDRY, CARLIER, GAUDIER ont aussi droit à notre sincère reconnaissance, car nous avons suivi régulièrement leurs leçons cliniques et ils ont bien voulu s'intéresser à nous. Nous remercierons aussi bien vivement Monsieur le Professeur RAVIART, qui prodigue son temps et sa peine pour rendre ses leçons si claires et si intéressantes sur la Pathologie mentale; Monsieur le Docteur MINET,

Professeur agrégé, dont nous sommes heureux d'avoir suivi régulièrement le cours de Pathologie générale; Monsieur le Docteur INGELRANS, Professeur agrégé, qui sut nous intéresser à la Pathologie du système nerveux pendant deux semestres.

Nous garderons un souvenir ému de Monsieur le Docteur BRETON, Professeur agrégé, qui fut toujours si accueillant pour nous.

Nous ne voulons pas oublier nos Maîtres de l'École de Médecine d'Amiens. Ils ont guidé nos premiers pas et nous leur en devons la gratitude la plus sincère.

Citons spécialement : Monsieur le Docteur MOULON-GUET, Professeur de Clinique chirurgicale, qui a droit à notre vive reconnaissance à plus d'un titre; Monsieur le Docteur LABARRIÈRE, Professeur d'Anatomie, qui fut pour nous plus qu'un bon Maître, un ami; Monsieur le Docteur PEUGNIEZ.

Ils ont beaucoup fait pour notre éducation médicale, et nous nous en souviendrons toujours.

Enfin, nous citerons Monsieur le Docteur DAU-THUILE, Chef de Clinique ophtalmologique à l'Hôpital Saint-Sauveur, qui nous donna toujours de bons conseils et se mit souvent si aimablement à notre disposition pour nous aider, et Monsieur le Docteur PIERRET, Chef de Clinique médicale, qui voulut bien nous conseiller pour notre thèse. Nous leur disons sincèrement merci.

HISTORIQUE

En décembre 1911 entrait dans le Service de Médecine de l'Hôpital de la Charité de Lille, un malade atteint de rhumatisme articulaire aigu généralisé. Il en sort guéri après quatre mois de traitement, reprend son travail mais, au bout de huit jours, rentre à l'Hôpital, se plaignant d'asthénie et d'atrophie progressives des membres, et en particulier du membre supérieur gauche, qui lui interdisent toute occupation. On porte le diagnostic de névrite.

Dans le même Service entrait à la fin d'avril 1912, une femme atteinte, elle aussi, de rhumatisme articulaire aigu généralisé, qui présenta pendant sa convalescence des troubles moteurs, sensitifs et trophiques du bras gauche. Quoique moins nets que dans le cas précédent, ces phénomènes nerveux ont pu faire penser au diagnostic de névrite.

Nous avons, sur la proposition de M. le Professeur COMBEMALE, recherché dans la littérature médicale, tout ce qui a trait à l'étude des névrites ayant pour origine une maladie infectieuse et en particulier le rhumatisme articulaire aigu; en effet, nous pensons que les deux cas de névrite que nous avons pu observer ont pour cause le rhumatisme articulaire, et d'autre part tous les auteurs sont d'accord pour affirmer que cette dernière affection est de nature infectieuse.

La question des névrites infectieuses, quoique de date assez récente, est élucidée à l'heure actuelle. Mais on les a surtout observées dans la diphtérie, la pneumonie, l'érysipèle et la fièvre typhoïde, et le nombre d'observations de névrites rhumatismales est très minime.

Nous n'avons aucunement la prétention d'apporter une grosse pierre à l'édifice déjà construit par de nombreux auteurs français et étrangers : notre compétence ne nous le permet pas. Notre but est simplement d'exposer le plus clairement possible les principales théories émises sur les névrites infectieuses, et de publier deux observations intéressantes.

Les dates importantes de l'histoire des névrites sont assez nombreuses : En 1838, SCHWANN, PURKINJE, HENLE fixent l'histologie normale du nerf. En 1839, NASSE constate la segmentation de la myéline et la production de granulations graisseuses dans e bout périphérique d'un nerf sectionné. Il formule cette loi : « Un tube nerveux dégénère lorsqu'il est séparé de son centre trophique ».

En 1878, RANVIER démontre l'existence possible d'un processus inflammatoire des nerfs analogue à celui de l'ostéite.

En 1874, CHARCOT, dans son cours d'anatomie pathologique, pose nettement la notion de la névrite

parenchymateuse. La même année, PIERRET, LANCE-
REAUX, EISENLOHR publient des observations de cette
nouvelle forme de névrite.

En 1879, JOFFROY publie un mémoire sur la névrite
parenchymateuse consécutive à des maladies infectieuses.

Puis les mémoires se succèdent sans nombre en
France et dans tous les pays. Citons ceux de LAN-
CEREAUX, DÉJÉRINE, GOMBAULT, PITRES, VAILLARD,
STRUMPELL, VIERORDT, OPPENHEIM.

Enfin, ce sont les interminables discussions des
deux écoles adverses : JOFFROY, DÉJÉRINE, GOM-
BAULT, PITRES et VAILLARD d'un côté, ERB, BABINSKI,
MARIE, REMAK de l'autre. Les premiers rattachent la
névrite à une lésion primitive et directe des rameaux
nerveux; les autres croient que la lésion primitive
siège aux centres nerveux et s'étend aux nerfs
secondairement.

N'oublions pas les travaux patients de GOMBAULT,
de DOPTER et LAFFORGUE.

ÉTIOLOGIE

L'étiologie des névrites rhumatismales est celle de toutes les névrites infectieuses, puisque le rhumatisme articulaire aigu est considéré par les auteurs comme une maladie infectieuse spécifique parfaitement définie. « Si son microbe est encore inconnu, dit VIDAL, nous attendons sa découverte avec assurance. »

La cause principale des névrites rhumatismales serait donc ce microbe ou les toxines qu'il sécrète dans sa lutte contre l'organisme. Ceci a été prouvé pour les névrites infectieuses d'une façon absolue par de nombreuses expériences faites sur des lapins et des chiens en leur injectant des cultures microbiennes et des toxines diphtérique, typhique, pneumonique, etc. Il est probable qu'on obtiendra les mêmes résultats lorsqu'on pourra faire les mêmes expériences au moyen des cultures du microorganisme du rhumatisme articulaire aigu.

Les causes prédisposantes sont : le surmenage physique, le froid qui préparent le terrain en affaiblissant l'organisme. De même la maladie longue et violente qu'est le rhumatisme articulaire déprime le système nerveux.

On a pu invoquer aussi l'hérédité névropathique et surtout neuroarthritique.

Il faut souvent accuser l'alcoolisme et la syphilis d'être complices du rhumatisme. HANDFORT en cite un cas très net. Nous n'avons pas trouvé chez nos malades de signes de syphilis, mais l'homme qui fait l'objet de notre première observation buvait beaucoup de bière, et l'alcool peut avoir été un sérieux adjuvant dans la production de la névrite.

Quant à la femme de notre deuxième observation, elle est névropathe et il est presque certain que les phénomènes de névrite qu'elle présenta furent en partie simulés par l'hystérie.

Il est à remarquer que chez nos deux malades, la névrite n'est apparue que pendant la convalescence du rhumatisme articulaire aigu, et au bout d'un temps assez long, ce qui pourrait faire penser qu'elle n'était pas d'origine rhumatismale. Mais le rhumatisme articulaire aigu est une maladie à retour, et le rhumatisant, comme le syphilitique et le paludéen, garde sans doute, pendant l'intervalle des accès, dans son organisme, des poisons qui attaqueront d'autant plus facilement ses tissus qu'il a été mis dans un état de moindre résistance par la maladie pénible qu'il vient de supporter.

PATHOGÉNIE

La question de la pathogénie des névrites infectieuses est très discutée malgré les multiples travaux dont elle a fait l'objet.

Diverses théories sont en présence qui expliquent le mécanisme des névrites d'une façon incomplète.

Tout d'abord il existe plusieurs variétés de névrites qui peuvent être causées indifféremment par des intoxications ou par des infections. Nous avons la névrite interstitielle qui est la variété la plus anciennement connue; puis la névrite parenchymateuse découverte par CHARCOT (1874) et confirmée par JOFFROY (mémoire de 1879) ainsi que par un grand nombre d'auteurs français et étrangers ; enfin la névrite segmentaire périaxile de GOMBAULT. En somme, il ne s'agit là que de trois stades de la même affection. Dans le premier stade, la gaine nerveuse est seule atteinte; dans le deuxième stade, le poison ou le microbe a attaqué le tissu conjonctif, et dans le troisième stade, les fibres nerveuses sont plus ou moins détruites. Un quatrième stade est marqué par la dégénération wallérienne.

Deux écoles sont en présence. L'une rattache la névrite à l'altération primitive et directe des rameaux nerveux (Joffroy, Leyden, Déjérine, Gombault, Pitres et Vaillard). L'autre (Erb, Babinski, Marie) envisagent les névrites périphériques comme une manifestation incidente subordonnée à la lésion antérieure des centres nerveux que provoque l'agent morbide.

La Physiologie établit la dépendance qui assujettit les conducteurs nerveux aux centres trophiques médullaires ou ganglionnaires.

..... « La dégénérescence wallérienne prouvait que la continuité des relations avec les centres est la condition nécessaire de l'intégrité anatomique et fonctionnelle des nerfs. Cette loi physiologique fut appliquée trop absolument. Dès lors, on plaça la pathogénie des névrites dans une altération préalable de la moelle ou de ses annexes. Pourtant ce n'était pas la règle. On reconnut que des nerfs ont gardé leur intégrité bien que leurs centres d'origine fussent détruits. » (Vidal).

Un tube nerveux dont l'origine cellulaire est intacte est capable de s'altérer sous l'action d'une cause nuisible s'exerçant en un point de son parcours. Les expériences l'ont démontré.

..... « Dans les maladies infectieuses, dans les intoxications, la toxine ou le poison se mélangent aux liquides organiques et circulent avec eux. Ils peuvent donc, en suivant les voies de la nutrition, arriver au contact des tubes nerveux et les actionner comme ils abordent et impressionnent d'autres éléments de nos organes ».

..... « Les pathologistes MARIE et BABINSKI persistent à dire que l'origine des névrites est centrale, médullaire. Ils invoquent la symétrie à peu près constante des troubles moteurs et sensitifs, la fréquence de la simultanéité des lésions des cellules de la moelle, l'insignifiance relative des lésions des nerfs périphériques puisqu'elles ne sont pas toujours adéquates aux symptômes et que même elles peuvent exister chez des malades ne présentant aucun des symptômes propres à la polynévrite, comme cela a lieu dans les névrites latentes. » (VIDAL).

Pour BABINSKI, seule la névrite lépreuse n'a pas une origine centrale.

De toutes ces objections, VIDAL pense qu'une seule peut demeurer : dans certaines névrites de cause interne, on constate une altération caractérisée des cellules de la moelle. Ce sont là des exceptions.

D'autre part, KLIPPEL et DURANTE ont montré qu'après la section d'un tronc nerveux, le bout périphérique dégénère suivant le mode wallérien ; le segment central demeuré en rapport avec les cellules ganglionnaires peut subir une altération rétrograde qui, dans sa marche centripète, progresse jusqu'à atteindre les cellules centrales. Ceci prouve bien qu'il peut se produire des lésions des nerfs périphériques sans que leurs centres d'origine soient atteints au préalable. Les névrites périphériques ont donc bien une existence autonome.

Il reste à expliquer de quelle façon est attaquée la fibre nerveuse dans les maladies infectieuses.

Toutes n'agissent pas de la même manière; pour les unes, c'est l'agent microbien qui agit lui-même; il se fixe sur les nerfs, y vit, y cultive, et, en se développant, il provoque des lésions dont la cause immédiate peut être saisie sur place par les procédés actuels de recherches : Ce sont les « névrites parasitaires » de la lèpre et du béri-béri. D'autres, plus nombreuses, altèrent les nerfs par les produits solubles ou toxines élaborés au cours de leur végétation dans l'organisme : c'est le cas de la diphtérie. Ces phénomènes sont produits chez les animaux même par la toxine sécrétée *in vitro*.

La névrite est discrète ou forme polynévrite diffuse suivant la plus ou moins grande quantité de toxine qui atteint le système nerveux, suivant la virulence du poison et la vulnérabilité ou la résistance du système nerveux.

La toxine typhique a pu déterminer chez le cobaye une névrite généralisée.

Dopter et Lafforgue surtout ont pu, par de nombreuses expériences sur les animaux suivies d'autopsie, indiquer le mécanisme de la névrite. De leurs travaux, il est permis de conclure à la similitude des lésions chez l'homme et chez l'animal. En effet, si les substances microbiennes portées directement sur un nerf que sa gaine protège en altèrent ainsi les fibres, pourquoi n'agiraient-elles pas de même lorsque, mélangées aux humeurs, elles circulent autour des nerfs et dans

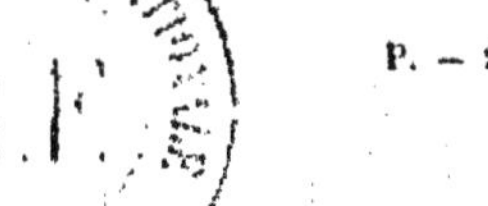

les nerfs pendant l'évolution des maladies infectieuses ? Sur le mode d'action de la toxine, les auteurs
ne s'accordent pas encore. Pour JOFFROY et ACHARD,
elle attaquerait d'abord les vaisseaux des nerfs et y
déterminerait une endartérite oblitérante et de la
phlébite. Dans l'observation rapportée par ces auteurs,
les vaisseaux des nerfs altérés avaient leur paroi
épaissie, leur lumière rétrécie et même oblitérée. De
plus, il existait une sorte de rapport proportionnel
entre le degré des lésions vasculaires et celui de la
dégénération nerveuse : c'est la dystrophie résultant
du trouble circulatoire qui déterminerait alors, selon
eux, l'altération du nerf. Des faits du même ordre ont
été produits par LORENZ, OPPENHEIM, SCHLESINGER,
LAMY. Il existe donc des névrites infectieuses dans
lesquelles les vasa nervorum sont atteints d'artérite
oblitérante. Mais tandis que JOFFROY et ACHARD
subordonnent la névrite au trouble vasculaire, d'autres
au contraire, avec SCHLESINGER, imputent la lésion
vasculaire à une névrite préalable.

BRISTOWE croit que le poison va se répandre dans les
nerfs périphériques et cause leur destruction. Que le
poison soit d'origine alcoolique ou diphtérique ou
rhumatismal, le processus est le même et il se produit
une névrite plus ou moins accentuée suivant la
quantité ou la virulence du poison. Il croit que chaque
poison a ses tissus d'élection et attaque plutôt tel
groupe de nerfs que tel autre.

Le plus souvent, les névrites infectieuses et en particulier les névrites d'origine rhumatismale sont mixtes,

et chez nos deux malades nous avons pu observer des troubles moteurs en même temps que des troubles sensitifs et trophiques. La toxine rhumatismale n'aurait donc pas de préférence pour une variété de nerfs déterminée.

Les auteurs ont essayé aussi d'expliquer l'atrophie musculaire qui est souvent consécutive à la névrite. Ici encore ils ne sont pas d'accord.

CHARCOT invoque l'inactivité : Au bout de quelque temps, les muscles, ne travaillant pas, s'atrophient. Pourtant dans les lésions centrales avec paralysies musculaires, on observe une inactivité qui peut durer plusieurs mois sans atrophie notable, tandis que l'atrophie musculaire dans les névrites survient en quelques jours. Il y a un fait physiologique selon lequel un organe au repos présente d'autres conditions de nutrition qu'au travail, que si du fait même de l'inactivité, il n'y a presque pas d'atrophie, le muscle subit toutefois une altération de la nutrition qui a une influence sur son activité fonctionnelle.

Pour STRUMPELL et VON HAGEN, l'atrophie musculaire est la conséquence d'une myosite. Cette théorie ne s'appuie sur aucun signe anatomo-pathologique, ces auteurs n'ayant fait aucune recherche.

STRUMPELL croit aussi que le poison rhumatismal ayant atteint le nerf en un endroit quelconque suit, par les artères ou les lymphatiques, la gaine nerveuse pour arriver aux fibres musculaires dont il déterminera l'inflammation.

Cette dernière théorie est insuffisante pour expliquer

tous les cas, mais elle mérite d'être prise en considération et d'être étudiée de près.

DARKSCHEVITSCH n'a jamais, au cours de ses recherches microscopiques, trouvé de prolifération sarcolemmatique d'origine inflammatoire. Ces recherches ont été faites après la mort de l'individu ou du sujet d'expériences, mais elles seraient sans doute plus fructueuses étant faites durant la vie.

KAHANE rapporte un cas de rhumatisme de l'articulation médiotarsienne dans lequel existait un œdème prononcé du dos du pied. Il y eut névrite concomitante et atrophie des muscles du pied; mais toutefois, il pense qu'il ne faut pas conclure nécessairement que l'inflammation superficielle a produit une inflammation profonde des muscles par passage des toxines dans les fibres musculaires par les voies sanguine, nerveuse ou lymphatique. On a recherché aussi s'il n'y avait pas des lésions des nerfs et des vaisseaux qui puissent troubler la fonction et l'anatomie des muscles. Les recherches anatomo-pathologiques n'ont pas confirmé cette hypothèse.

A une époque plus récente est née une théorie fondée par VULPIAN et PAGET, acceptée par CHARCOT, par les jeunes auteurs allemands et par VON HOFFA et qui se nomme tout simplement la *Réflextheorie*. Cette conception est simple, selon ses auteurs, mais il importerait de l'expliquer. VULPIAN prétend que des terminaisons nerveuses intra-articulaires de l'articulation enflammée, part une irritation centripète qui arrive aux cellules ganglionnaires des cornes antérieures, et provoque dans celles-ci des troubles qui amènent des transformations fonctionnelles et trophiques dans les muscles.

Les défenseurs de cette hypothèse pensent qu'elle explique :

1° le défaut de lésions inflammatoires des muscles ;

2° que la masse musculaire dépend des cornes antérieures qui sont ses centres trophiques ;

3° comment des muscles peuvent s'atrophier qui n'ont aucun rapport avec les articulations malades.

La théorie de Vulpian-Paget est la plus hypothétique de toutes. Elle s'appuie sur un fait physiologique puisqu'elle a recours aux centres trophiques et réflexes, mais cette explication est seulement vraisemblable, car la lumière n'est pas encore faite sur ce point.

Charcot lui-même pense que pour la production de troubles trophiques il faut des lésions inflammatoires. Enfin on a pensé à une névrite ascendante qui amènerait une irritation réflexe des vaso-moteurs musculaires.

Pour résumer, nous dirons que pour le mécanisme de la névrite la plupart des auteurs sont d'accord sur les faits, mais là où ils ne s'entendent pas, c'est sur l'interprétation de ces faits.

Pour la production de l'atrophie musculaire, chacun veut l'expliquer à sa manière, mais jusqu'ici personne n'a pu apporter une théorie absolue.

Ceci provient sans doute de ce que les recherches microscopiques sont faites sur des tissus décomposés, et il est vraisemblable que des recherches sur des tissus vivants donneraient des résultats plus fructueux.

ANATOMIE PATHOLOGIQUE

—

Il est difficile de décrire les lésions causées par le rhumatisme articulaire aigu sur le nerfs, étant donné que l'autopsie n'a jamais été pratiquée dans ce cas ni sur l'homme ni sur les animaux. On ne peut évidemment fairé que des suppositions, établir des hypothèses. Toutefois, puisqu'il est permis de penser que la cause des lésions est une toxine microbienne, on peut selon toute vraisemblance assimiler ces lésions à celles produites par les autres toxines microbiennes connues.

Nous devons nous contenter de résumer les résultats des longues recherches de GOMBAULT sur le cobaye et de DOPTER et LAFFORGUE sur le lapin et le chien à propos de l'action des poisons en général et des toxines microbiennes en particulier sur les nerfs. Les importantes études de ces auteurs ont établi que l'injection à faible dose de toxines au voisinage d'un nerf détermine fréquemment des lésions de névrite. Les effets de l'injection ne sont généralement pas immédiats, mais commencent à se manifester seulement au bout de quelques jours. Souvent même, on doit renouveler l'opération plusieurs fois pour aboutir à des résultats appréciables.

Les principales formes de lésions peuvent se réduire à trois :

1º La névrite interstitielle;

2º La névrite segmentaire périaxile;

3º La névrite parenchymateuse.

Dans la névrite interstitielle, on trouve au début, un nerf tuméfié, rouge, plus ou moins congestionné. Du sang extravasé infiltre le névrilemme. Les parois vasculaires et le tissu conjonctif du nerf sont infiltrés par de nombreuses cellules lymphatiques. On trouve rarement de la suppuration, à cause de la résistance très grande du tissu nerveux.

A l'état chronique, on constate l'existence de végétations scléreuses du tissu conjonctif. Le nerf est épaissi, dur, noueux, plus volumineux. Les tubes nerveux comprimés présentent généralement des lésions dégénératives.

La névrite interstitielle, on le voit, n'est qu'une névrite légère puisque le cylindraxe n'est atteint que secondairement, et il suffit que le tronc nerveux soit décongestionné en temps opportun pour que tout rentre rapidement dans l'ordre. Il n'en est pas de même de la névrite parenchymateuse. Ici, il est impossible de découvrir à première vue d'importants signes extérieurs. La coloration du nerf est normale, son aspect brillant; il n'y a ni induration, ni ramollissement, ni œdème, ni congestion. Le tronc nerveux est seulement plus grêle.

Si on observe une préparation de ce nerf au microscope, on constate des lésions de dégénérescence wallérienne ou tout au moins ressemblant en beaucoup de points à celles-ci.

Nous rapportons la description des lésions dégénératives du mode wallérien par VIDAL. « ... Dans les vingt-quatre heures qui suivent la section d'un nerf chez l'animal, le noyau des segments interannulaires s'hypertrophie; le protoplasme qui l'entoure végète en une lame granuleuse continue sous la membrane de SCHWANN et, en certains points, empiète sur la gaine de myéline dont les contours deviennent sinueux, festonnés. Vers la cinquantième heure, les modifications s'accusent davantage. Les incisures de LAUTERMANN deviennent des encoches profondes remplies de protoplasme granuleux; les encoches en s'agrandissant finissent par interrompre la continuité de la gaine de myéline. Cette dernière, d'abord divisée en tronçons irréguliers, se fragmente bientôt en boules de volume inégal. Le protoplasme exubérant attaque le cylindraxe à son tour et le sectionne vers la fin du troisième jour. Les débris de ce filament se retrouvent de distance en distance au milieu des fragments ou des boules de myéline. Vers le quatrième jour, se produit la prolifération du noyau des segments. Chacun d'eux se multiplie suivant le mode classique de la division. Les jours suivants cette prolifération nucléaire se poursuit, le protoplasme devient plus abondant et la myéline se divise en une infinité de boules et de granulations. Du vingtième au trentième jour, l'altération s'active : les noyaux cessent de se multiplier ; la myéline, en grande partie détruite ou résorbée, persiste cependant encore sur quelques points du tube nerveux où elle s'accumule en formant des renflements moniliformes. Dans l'intervalle de ces renflements, la fibre est affaissée et sa lumière est occupée par une succession de noyaux ovoïdes. Les fibres de REMAK participent dans une certaine mesure aux altérations des tubes à myéline : leurs noyaux s'hypertrophient et s'étranglent ; les fibres elles-mêmes se parsèment de vacuoles et de granulations graisseuses, mais ces lésions sont trop imparfaitement connues pour motiver plus qu'une simple mention. Le tissu conjonctif ne présente que d'insignifiantes modifications. »

Si dans la dégénérescence wallérienne l'altération marche d'un pas égal, il n'en est plus de même dans la névrite parenchymateuse. Ici, l'altération n'est plus aussi régulière ni aussi générale. Le plus souvent dans un rameau nerveux, il y a un certain nombre de fibres lésées, mais d'autres autour de ces dernières sont absolument saines. D'autre part, parmi les fibres atteintes, certaines ont leur myéline simplement fragmentée en blocs volumineux ou en grosses boules, tandis que d'autres sont en partie atrophiées, variqueuses ou même réduites à des gaines vides. On peut trouver sur le même rameau nerveux, toutes les phases de la dégénération. C'est ici le seul signe qui paraisse différencier la dégénérescence wallérienne de la névrite spontanée au point de vue anatomo-pathologique.

Il serait nécessaire d'étudier cette question d'une

manière plus approfondie. Comme le dit WIDAL :
« l'uniformité des lésions précédentes contraste bien
singulièrement avec la diversité des causes qui engen-
drent les névrites. » GOMBAULT admet que « les altérations dégénératives vulgaires traduisent la simple
conséquence d'un fait antérieur, lequel constitue la
véritable névrite, la cause directe et suffisante des
troubles cliniques et des désordres anatomiques
constatés. » Ainsi donc, selon cet auteur, une lésion
initiale intéresserait le cylindraxe et il s'ensuivrait
une dégénération.

La névrite segmentaire périaxile a été décrite pour
la première fois par GOMBAULT qui l'observa dans les
nerfs des cobayes soumis à l'intoxication saturnine.
Il en découvrit aussi les lésions dans les nerfs d'animaux à qui il avait injecté des toxines microbiennes.
Voici les principales lésions qui caractérisent cette
variété : Seuls la gaine de myéline et le protoplasme
sont intéressés et l'altération est limitée sur une
même fibre à quelques segments interannulaires. Il
semble que la lésion débute à l'étranglement qui
sépare deux segments et de là gagne les parties éloi-
gnées. La myéline se divise en un grand nombre de
très fines granulations qui se répandent parmi le
protoplasme au milieu des noyaux divisés, puis elle
disparaît, résorbée, tandis que les noyaux persistent.
La gaine n'existe plus, mais le cylindraxe est intact.
Il n'y a pas de dégénérescence au-dessous des segments altérés. Les altérations peuvent ne pas s'arrêter
là et une autre phase peut suivre : celle de la destruc-

tion du cylindraxe et alors la partie périphérique
du nerf dégénère.

Ces altérations peuvent se produire à des moments
et à des hauteurs différents pour chaque fibre d'un
même rameau nerveux. Il en résulte nécessairement
que la dégénérescence présente des inégalités de dis-
tribution et de degré sur les fibres d'un même nerf.

D'autres fois, il ne se produit ni prolifération nucléaire, ni végétation protoplasmique. « La myéline
alors devient plus claire qu'à l'état normal. Ses contours sont irréguliers, sinueux, creusés d'encoches
profondes dans lesquelles ne se décèle aucun élément
figuré ou granuleux; la membrane de Schwann n'est
pas affaissée au niveau des points altérés. Ces encoches
finissent par sectionner tout le contenu du tube nerveux, morcelant la myéline en blocs entre lesquels ne
s'interpose ni protoplasme ni vestige de cylindraxe.
Le noyau segmentaire n'a pas proliféré. »

Dopter et Lafforgue croient que les premières
modifications se produisent aux extrémités du segment. L'étranglement annulaire semble élargi, les
deux segments contigus sont séparés par un intervalle plus grand qu'à l'état normal. L'altération
s'étend au reste du segment sans intervention de la
multiplication nucléaire, soit selon le mode périaxile,
soit selon le mode wallérien; mais, fait constant, les
lésions débutent au voisinage de l'étranglement comme
si c'était là un point de moindre résistance auquel
s'attaque le poison.

D'après eux, il y aurait donc : 1° une lésion initiale et 2° une dégénérescence secondaire.

On pourrait dans ce fait rechercher la cause des modalités différentes que présente l'évolution clinique des névrites. Si la nécrose des fibres, l'altération primaire à type dégénératif aboutissent, par exemple, très rapidement à la section des cylindraxes d'un nerf mixte, la phase douloureuse de la névrite sera de courte durée, la paralysie rapide, et les symptômes consisteront surtout en troubles paralytiques, perte de la motilité.

Lorsque, au contraire, la lésion initiale s'établit suivant le mode périaxile, le cylindraxe n'est intéressé que tard ou peu. Il y a alors de l'irritation nerveuse et surtout de la douleur. Les phénomènes paralytiques n'apparaîtront que tard ou même seront absents.

Le pronostic différera dans chaque cas pour les mêmes raisons. Les altérations dégénératives consécutives à la destruction du cylindraxe ne se limitent pas toujours aux portions nerveuses sous-jacentes. Le tronçon supérieur peut aussi être envahi. Cette dégénérescence débute au niveau de la lésion initiale et s'étend jusqu'au ganglion rachidien, aux racines et même à la moelle. Tantôt le cylindraxe est détruit, tantôt il n'y a qu'une atrophie des fibres avec disparition de la myéline.

Ces altérations sont assez rares et ne se produisent en général que très tardivement (au bout de plusieurs mois ou de plusieurs années).

Ces notions acquises par l'expérimentation doivent

vraisemblablement s'appliquer à la névrite humaine. Toutefois aucun fait n'est venu vérifier cette hypothèse. Cette sorte de névrite ascendante paraît suspecte à certains auteurs. Mais peut-être leurs recherches n'ont-elles pas été suffisamment prolongées pour permettre aux altérations de se développer et de s'étendre aux limites extrêmes.

Les travaux de Nissl, Marinesco, Lugaro ont établi qu'« une lésion intéressant le filament axile d'une fibre motrice peut retentir à distance sur la cellule dont il émane et y provoque des altérations appréciables. Ces altérations cellulaires sont assez hâtives après la section d'un nerf moteur, peuvent être légères et transitoires ou bien progressives et durables, aboutissant alors à l'atrophie définitive de l'élément. » Si la cellule est légèrement atteinte, le mal est réparable. Si elle est détruite, la fibre nerveuse n'a aucune chance de se reformer puisque son centre trophique n'existe plus.

SYMPTOMATOLOGIE

La symptomatologie des névrites est extrêmement variable suivant que les lésions ont atteint des filets nerveux moteurs, ou sensitifs ou trophiques.

Dans le plus grand nombre de cas les névrites périphériques sont des névrites mixtes au point de vue clinique, c'est-à-dire qu'elles se traduisent à la fois par des symptômes moteurs, sensitifs, vaso-moteurs, trophiques, etc. Les premiers signes qui apparaissent sont des phénomènes de sensibilité anormale. Le malade souffre plus ou moins violemment. Il ressent des fourmillements, une sensation d'engourdissement des membres, ou bien une douleur très vive, continue, en un point bien net ou sur tout le trajet d'un nerf, douleur qui s'étend peu à peu aux territoires environnants.

Ces hyperesthésies donnent à la maladie son cachet dominant. La victime va parfois peu à peu à la morphinomanie conduite par un état douloureux qui l'affecte beaucoup. La douleur est soit spontanée, soit provoquée par l'impression la plus légère (froid, choc).

La forme principale de cette douleur est le glossy-skin de Weir-Mitchell : la peau est lisse, luisante, rouge. Les malades éprouvent une sensation de brûlure vive et continue au niveau de cette lésion. Ils cherchent à calmer cette cuisson en humectant fréquemment la peau des régions atteintes avec de l'eau froide. Weir-Mitchell rapporte que deux de ses malades étaient toujours munis d'un flacon d'eau froide et d'une éponge afin de ne pas laisser leur peau se dessécher un seul instant.

On observe aussi la névralgie névritique, autre forme de troubles douloureux. C'est une douleur continue présentant un paroxysme durant plus ou moins longtemps et s'irradiant vers la périphérie ou vers les centres, gagnant les branches nerveuses voisines.

Les anesthésies complètes sont plus rares et on ne remarque le plus souvent qu'une diminution de sensibilité ou même un retard des perceptions.

L'anesthésie absolue suppose en effet une destruction de tous les cylindraxes d'un nerf sensitif, fait rare. Le fait le plus commun est la destruction partielle des nerfs ou seulement l'irritation lymphangitique de la gaine et du tissu conjonctif du nerf.

Chez notre malade, les symptômes douloureux n'ont jamais été très accentués. Il n'accusait que des fourmillements, des « picotements » dans les membres. Par contre l'anesthésie, si elle n'était pas absolue, était assez considérable et on observait chez lui surtout un retard appréciable des perceptions tactiles. La sensibilité thermique semblait ne pas être très atteinte.

Parmi les troubles moteurs observés le plus fréquemment, on peut citer les spasmes, les contractures, les parésies et les paralysies.

Le spasme est produit par une irritation violente des cylindraxes comprimés par une congestion intense ou la lymphangite de la gaine nerveuse. On le trouve rarement, il dure peu de temps et cesse avec la période aiguë de la névrite.

Les contractures apparaissent quand les troubles moteurs sont accentués, quand un groupe de muscles est paralysé et ne peut plus contre-balancer l'action des muscles antagonistes. Elles ne sont que des conséquences naturelles de la paralysie.

L'impotence motrice qui va de la parésie à la paralysie complète n'est pas proportionnée aux troubles sensitifs, mais « se superpose aux territoires musculaires innervés par le nerf enflammé. » Il en résulte l'abolition de la motilité de tel ou tel groupe de muscles, la prépondérance des muscles antagonistes et des attitudes spéciales.

Chez nos deux malades où la paralysie atteignait surtout les extenseurs de la main et des doigts, on pouvait observer que la main ne pouvait se fléchir ni s'étendre et les doigts restèrent longtemps dans la position intermédiaire à la flexion et à l'extension.

Il arrive à certains malades d'être obligés, par exemple, d'exagérer le mouvement d'élévation de la jambe dans la marche, afin de compenser la chute du pied déterminée par la paralysie des extenseurs des orteils et des péroniers.

La motilité volontaire n'est en général pas seule atteinte; la motilité réflexe est également diminuée ou supprimée et l'abolition des réflexes tendineux est presque constante dans les névrites périphériques.

Les troubles de la motilité électrique sont intéressants à explorer : la réaction de dégénérescence est un caractère de toute névrite un peu accentuée. L'excitabilité des nerfs aux courants galvanique et faradique est diminuée, c'est-à-dire que pour obtenir une contraction musculaire d'une amplitude déterminée il faut un courant deux, trois, quatre fois plus intense que pour obtenir la même secousse en excitant un nerf normal. L'excitabilité faradique subit également une diminution.

Enfin, l'excitabilité galvanique est modifiée de la façon suivante : Lorsqu'on fait passer à travers le muscle un courant galvanique de moyenne intensité, à la fermeture du pôle positif et à l'ouverture du pôle négatif, on obtient une contraction musculaire qui, à l'état normal, n'est qu'à peine appréciable avec un courant d'intensité moyenne; par contre, la fermeture du pôle négatif qui, à l'état normal, produit une contraction tétanique et prolongée, reste sans effet.

D'autre part, toutes ces contractions musculaires, au lieu d'être des secousses brèves et rapides, comme cela s'observe à l'état normal, sont lentes, traînantes, analogues à celles d'un muscle lisse.

Cette réaction de dégénérescence n'est souvent qu'à l'état d'ébauche dans les névrites périphériques.

Parmi les troubles trophiques, citons l'atrophie

musculaire qui en est le plus fréquent et le plus important.

Elle se développe en même temps que la paralysie et disparait avec cette dernière.

Les muscles paralysés seuls s'atrophient.

Au bout d'un certain temps, les tendons se rétractent et finissent par s'immobiliser dans un tissu scléreux qui fixe l'attitude vicieuse.

Au niveau des téguments, on peut observer des régions plus ou moins étendues où la peau est mince, rouge, luisante. C'est ce qu'on a appelé le glossy-skin. Les ongles, les poils subissent des modifications, ils s'atrophient et peuvent même disparaître.

Quelquefois il se produit de la gangrène, des maux perforants.

Chez nos malades nous avons remarqué surtout l'atrophie musculaire des extenseurs de la main, du deltoïde et du triceps brachial. Les extrémités des doigts chez la femme étaient le siège d'un glossy-skin assez prononcé.

DIAGNOSTIC

Le diagnostic de névrite est facile à porter en présence des troubles qui caractérisent cette affection. En effet, on ne peut la confondre qu'avec :

1° Les paralysies d'origine centrale, mais celles-ci diffèrent de la névrite par l'absence des troubles de la sensibilité. On ne rencontre alors ni douleurs, ni anesthésies, ni fourmillements. De même, dans la névrite on trouve des modifications généralement plus appréciables des réactions électriques; et les contractions fibrillaires fréquentes dans l'atrophie d'origine médullaire sont absentes dans la névrite.

2° Les paralysies radiculaires du plexus brachial qui reconnaissent presque toujours pour cause un traumatisme, s'accompagnent de troubles sensitifs peu marqués et revêtent soit le type supérieur et alors elles atteignent des muscles ordinairement épargnés dans les névrites périphériques, soit le type inférieur qui a pour signe distinctif les troubles oculo-pupillaires.

On n'observe pas ici la prédominance de la paralysie sur les extenseurs si fréquente dans les névrites.

3° Avec le tabès qui s'en distingue par l'incoordination, les paralysies oculaires et les troubles pupillaires.

Là où surgit la difficulté, c'est lorsqu'il s'agit de rapporter la névrite à sa cause.

L'homme que nous avons observé a vu ses phénomènes de névrite survenir en pleine convalescence, alors que son accès de rhumatisme articulaire aigu était tout à fait terminé, puisqu'il avait même repris son travail depuis plusieurs jours.

Il était alors assez difficile de porter le diagnostic ferme de névrite d'origine rhumatismale. Mais nous savons que dans les maladies infectieuses en général, il reste longtemps après la guérison des microorganismes dans le corps humain. Leur virulence est seulement atténuée et ils travaillent en silence à l'attaque des organes mis en état de moindre résistance par la maladie. De même les toxines microbiennes ne sont pas entièrement éliminées et continuent leur œuvre de destruction. C'est ainsi que des nerfs lésés ou moins résistants finissent par succomber à l'action lente et sournoise de ces poisons ou des microbes, selon les cas.

Ainsi, nous croyons pouvoir, en nous basant sur ce fait, attribuer la production de névrite, chez notre malade, au rhumatisme articulaire aigu, d'autant plus qu'il a accusé une première atteinte de névrite, il y a quatre ans, survenue dans les mêmes conditions à la suite d'un accès de rhumatisme articulaire.

Chez la femme, il y a un autre facteur en jeu. Les lésions névritiques ont pu être en partie déterminées par le rhumatisme, mais il faut reconnaître que l'élément hystérique jouait un grand rôle dans la production des phénomènes observés.

Il arrive d'ailleurs fréquemment que la névrite reconnaît plusieurs causes dont les unes sont prédisposantes, les autres occasionnelles. On a pu accuser l'alcoolisme de préparer le terrain à la maladie infectieuse.

Il est souvent difficile d'attribuer à chacune de ces causes ses effets respectifs. Et d'ailleurs, il suffit pour le bien du malade de déceler chacune de ces causes pour la supprimer autant que possible.

MARCHE ET COMPLICATIONS

La névrite infectieuse est souvent une affection longue et pénible, surtout quand elle est généralisée ou quand elle atteint un nombre assez considérable de nerfs. On a vu certaines névrites durer des mois et des années. Souvent le malade voit ses troubles nerveux diminuer et disparaître spontanément. Mais il ne faut pas compter sur cette éventualité et il est nécessaire d'instituer un traitement. Ce traitement fait en général diminuer très rapidement les troubles au début, puis la guérison ne vient que lentement et des mois se passent avant qu'elle soit complète. Ce fait cause parfois de grandes désillusions. La première séance d'électrisation produit souvent une amélioration très sensible de l'état du malade, tandis que les suivantes n'agissent que très peu. La seule complication à redouter, c'est l'extension de la névrite au nerf phrénique, qui amènerait la mort par asphyxie.

D'autre part, la névrite peut avoir une marche ascendante, attaquer les centres médullaires et provoquer des infirmités définitives.

PRONOSTIC

La névrite d'origine rhumatismale n'est pas plus que les autres névrites infectieuses une maladie bénigne.

Certes, il est des cas qui guérissent très vite et complètement, mais beaucoup d'autres nécessitent un traitement long et parfois pénible.

Le pronostic devra toujours être réservé, car on a observé des névrites d'apparence très grave s'améliorer à un haut degré alors que le médecin n'avait que peu d'espoir d'arriver à un résultat favorable. D'autre part, on a vu souvent, après un traitement sévère et patient, persister des infirmités incurables.

La gravité de la névrite est placée sous la dépendance de l'intensité de l'affection causale, de l'étendue et de l'intensité des altérations des troncs nerveux.

On a remarqué que presque toujours les névrites rhumatismales graves étaient la conséquence des accès graves de rhumatisme articulaire aigu.

Le nombre de nerfs atteints a aussi une influence sur le pronostic de la névrite. Pourtant ce n'est qu'un point secondaire; comme nous avons pu l'observer sur nos malades, la plus grande partie des nerfs touchés

par la toxine n'ont subi que de légères altérations,
puisque les symptômes disparaissent très rapidement
et pour ainsi dire spontanément. Seuls les quelques
nerfs sans doute plus altérés que les premiers deman-
dent plus de temps à recouvrer leurs fonctions.

Il est un point très important à considérer quand
il s'agit de renseigner le malade sur l'avenir des muscles paralysés et atrophiés.

Pour résoudre cette question, il est nécessaire de
faire une exploration électrique :

Si on ne constate pas de dégénérescence, on peut
affirmer une guérison rapide et complète.

Si la réaction de dégénérescence est partielle, si
l'excitabilité musculaire, quoique non intacte, n'a subi
de modifications qu'au point de vue de la contraction
qui est diminuée ou retardée, ceci est l'indice de lésions
nerveuses et musculaires plus ou moins profondes,
mais on peut espérer une guérison complète, et un traitement approprié plus ou moins long, plus ou moins
énergique arrivera à réparer les désordres effectués.

Si la réaction de dégénérescence est complète, si les
muscles ne réagissent aucunement à l'excitation électrique, alors, les lésions sont très profondes, graves.
Mais il faut encore compter sur la régénération des
fibres nerveuses et il est encore possible d'obtenir une
grosse amélioration. Pourtant il faut s'attendre aussi
à voir subsister des infirmités définitives. De plus, les
éléments atteints retrouveront leurs fonctions d'autant plus facilement que l'organisme sera plus fort.

TRAITEMENT

Le traitement des névrites rhumatismales sera identique à celui des névrites infectieuses en général. Il devra se proposer trois buts : Il cherchera d'abord à enrayer l'altération des nerfs. Puis il remédiera aux troubles produits par les lésions constituées. Enfin, il devra favoriser la régénération des organes atteints qui sont ici les nerfs et les muscles.

Pour atteindre le premier but, on s'adressera à la cause que l'on supprimera ou atténuera autant que possible. Le traitement causal ne sera pas facile. En effet, le salicylate de soude ou de méthyle qui est le spécifique du rhumatisme articulaire aigu n'aura, ceci est digne de remarque, pas d'action sensible sur la névrite. Alors il faudra se contenter d'un traitement symptomatique.

L'élément douleur sera combattu par le repos absolu au lit qui évitera en même temps les attitudes vicieuses et ne prendra fin qu'au moment où la sédation des douleurs se produira. En même temps, on fera une place aux analgésiques : antipyrine, phénacétine, exalgine, aspirine. Ce dernier médicament, très employé aujourd'hui, est très efficace et il a montré une fois de plus son action chez les deux malades de M. le Professeur COMBEMALE. La morphine, en injections sous-cutanées, donne au malade le sommeil, mais elle n'est indiquée qu'après échec des autres moyens. Elle sera contre-indiquée par les lésions cardiaques, puisqu'elle favorise l'atonie du cœur.

Les douleurs aiguës tireront le plus grand profit des bains chauds prolongés. De même les enveloppements humides et froids donneront un résultat excellent.

Sur le trajet des nerfs et sur le siège de la douleur on peut faire aussi des pulvérisations de chlorure d'éthyle. De légers attouchements au thermocautère produiront une révulsion suffisante pour calmer au moins momentanément les douleurs névritiques. Ces deux derniers moyens devront être employés d'une façon répétée, car ils n'exercent qu'une action passagère.

Certains auteurs ont proposé l'élongation des nerfs et même la névrotomie. Mais ce ne sont là que des moyens extrêmes et qu'on n'emploie que très rarement.

L'insomnie trouvera son remède dans les bromures, l'opium, le chloral et ses dérivés. On a essayé aussi les injections épidurales d'une solution de cocaïne à 1/100 dans les cas de névrites des membres inférieurs, mais c'est une méthode d'exception dont les résultats ne sont pas constants.

La disparition des douleurs amène le médecin à instituer un traitement curatif qui aura pour but de hâter la régénération des nerfs et des muscles et de ramener leur fonctionnement intégral. Les moyens sont nombreux, mais aucun n'est à lui seul suffisant. Il est donc nécessaire de les combiner. Les uns seront les principaux facteurs de la guérison, les autres ne seront que des auxiliaires. Dans les névrites mixtes à type surtout moteur, on emploiera la strychnine appelée par LEYDEN le « remède-trésor ». Comment l'administrera-t-on ? Les uns préfèrent la voie hypodermique, les autres la voie gastrique. En tous cas, il ne faudra pas dépasser 1 à 2 milligrammes en injection sous peine de produire des accidents de strychnisme. Ce traitement devra le plus souvent être prolongé pendant des mois.

Comment la strychnine agit-elle ? On suppose qu'en excitant l'activité de la moelle, elle favorise la restauration des nerfs. Cette explication est vague, mais il faut nous en tenir aux faits et il est certain que la strychnine exerce ici une action très utile.

L'électrothérapie, qui est le moyen le plus puissant, devra être employée avec prudence et circonspection. Il faudra l'éviter pendant toute la période aiguë et douloureuse, car elle ne ferait qu'aviver les douleurs.

On recourra d'abord au traitement galvanique d'une faible intensité (15 à 20 milliampères), le pôle positif étant appliqué sur la colonne vertébrale au niveau de l'émergence des nerfs altérés, le pôle négatif sur la région malade.

Si cette région est très étendue, on remplacera avec avantage l'électrode négative par un bain hydroélectrique consistant dans un bain d'eau chaude salée mis en relation avec le pôle négatif du courant galvanique.

Les séances seront, au début, de courte durée (quelques minutes), puis progressivement, on augmentera jusqu'à 10 à 15 minutes. Il est inutile d'exagérer l'intensité du courant.

Au bout d'un certain temps, on emploie le courant faradique. Ici encore on commencera par un courant de faible intensité, une excitation exagérée pouvant déterminer des douleurs violentes qui rebutent le malade.

On augmentera l'intensité en remplaçant la bobine à gros fil par celle à fil fin.

Au début des névrites aiguës, VIDAL recommande de pratiquer, en même temps que l'électrisation des nerfs, l'électrisation des muscles, mais ce sera avec la plus grande prudence. Une sensation de courbature ou même des crampes, des douleurs très vives de la région malade pourraient suivre une application trop précoce ou trop énergique de ce traitement.

On n'avancera donc qu'à tâtons, en étudiant avec soin les résultats obtenus, on modifiera ou on suspendra le traitement suivant les indications qui pourront se présenter.

Si l'excitabilité musculaire est seulement diminuée, on peut à volonté exciter les muscles soit par les courants continus, soit par les courants induits, soit par la galvano-faradisation : le courant sera rythmé par le métronome (60 à la minute). VIDAL recommande

une autre méthode : Il place le pôle positif sur la
colonne vertébrale, le pôle négatif sur les régions musculaires atteintes, en évitant les trajets nerveux, et il
renverse le courant. Il n'emploie que des courants de
faible intensité de façon que le choc de fermeture ne
donne qu'une faible contraction musculaire. Les
séances ne sont ni trop fréquentes, ni trop prolongées
pour éviter la fatigue musculaire. S'il y a réaction de
dégénérescence totale, le traitement électrique persé-
vérant et méthodique donnera toujours une amélioration sinon la guérison complète. On procédera d'une
autre manière :

..... « L'anode sera appliquée sur les points moteurs, mais l'excitation devra être plus forte pour
obtenir la contraction musculaire. Le renversement
du courant à chaque battement du métronome pos-
sède une action énergique, mais ce traitement est
douloureux, surtout si on ne gradue pas l'intensité du
courant. »

Si la réaction de dégénérescence est partielle, il est
bon d'associer les deux courants galvanique et faradique pour provoquer la contraction musculaire.

L'électrisation donne, si elle est employée à propos
et avec circonspection, des guérisons souvent rapides
des névrites. On pourra employer en outre le massage.
Il sera doux, méthodique, associé à un traitement
hydrothérapique rationnel, tel que les bains chauds,
surtout salins, les douches chaudes sur les parties
malades. « En même temps qu'on restaure l'anatomie
des muscles et des nerfs, il faut rééduquer les organes

du mouvement. » On les soumettra à une gymnastique passive d'abord, puis progressivement active. Les mouvements seront simples au début, puis de plus en plus compliqués.

Enfin, le rôle du médecin ne sera rempli que s'il sait faire prendre patience à son malade par une habile suggestion, « s'il sait lui imposer son autorité et lui communiquer sa conviction, car les centres de la volonté sont affectés par la maladie, au moins autant que les nerfs et les muscles. » (REYMOND). LEYDEN a insisté sur cette partie psychique du traitement et montré quel doit être le rôle du médecin s'il veut conduire à la guérison « des malades impotents quand on les abandonne à eux-mêmes, mais capables de recouvrer leur validité antérieure quand on dirige leur traitement avec énergie et patience. »

Ici comme toujours, le malade doit avoir toute confiance en son médecin qui saura en tirer profit et vaincra le mal plus facilement.

Les agents physiques et psychiques ne sont pas tout en cette matière. Le médecin aura à lutter contre un état neurasthénique très fréquent chez ces malades qui sont affaiblis par la maladie et qui se désespèrent très vite surtout si le traitement ne donne pas de résultats rapides. Il sera alors nécessaire de leur donner une alimentation reconstituante aussi riche que possible en matériaux utilisables pour la restauration des systèmes nerveux et musculaire. On y aidera par l'administration de certains médicaments tels que l'arsenic et le phosphate de soude, ainsi que l'huile de foie de morue.

..... « Au cours de la maladie, on ne négligera aucune des mesures propres à prévenir les attitudes vicieuses qui dans la suite deviendraient permanentes par le fait de l'atrophie musculaire et des rétractions fibro-tendineuses. Ces rétractions entraînent des difformités et une gêne fonctionnelle qui nécessitent des sections tendineuses. Le port d'appareils sera le seul palliatif à l'impotence ou à l'insuffisance fonctionnelle de certains muscles irrémédiablement perdus. »

Observation I (personnelle)

Le malade est un homme de 29 ans, manœuvrier. Il n'accuse pas d'antécédents pathologiques héréditaires. Par contre, il dit avoir souffert, il y a quatre ans, d'un premier accès de rhumatisme articulaire aigu généralisé qui motiva son entrée à l'hôpital Saint-Sauveur. Toutes les grandes articulations furent alors le siège de douleurs très vives et d'un gonflement considérable. Douleurs lombaires. Épanchement pleurétique abondant. Urines albumineuses. État général grave. Température élevée. Chose digne de remarque : le cœur et le péricarde paraissent ne pas avoir été atteints ou l'avoir été très faiblement. Cet état céda au traitement ordinaire : repos, régime lacté, aspirine, salicylate de soude et de méthyle.

Mais au moment où le malade entrait en convalescence, survinrent des phénomènes de névrite : fourmillements, puis bientôt douleurs vives dans tout le membre supérieur gauche. Ces phénomènes douloureux disparurent peu à peu pour faire place à une diminution de la sensibilité cutanée. Il se produisit alors une atrophie musculaire progressive accentuée surtout au niveau des extenseurs de la main et du deltoïde.

Le malade dit qu'il lui était alors impossible d'exécuter le mouvement complet d'abduction du bras, que sa main était à moitié fléchie. Les fléchisseurs des doigts étaient certainement atteints, car il avait peine à serrer fortement un objet quelconque.

Sitôt les douleurs disparues, le malade suivit pendant quelques semaines un traitement électrique et la guérison complète s'ensuivit.

Pendant quatre ans, il ne se produisit rien d'anormal. A la fin de décembre 1911, le malade entre à l'hôpital de la Charité, dans le Service de M. le Professeur COMBEMALE. Un nouvel accès de rhumatisme articulaire aigu s'est déclaré. Les articulations sont presque toutes le siège de douleurs vives et d'un gonflement important. Les douleurs lombaires sont moins fortes que la première fois et les urines ne contiennent pas d'albumine. Les membres inférieurs sont œdématiés. La plèvre contient une certaine quantité de liquide. Puis surviennent des phénomènes oculaires. Il y a hypersécrétion des glandes lacrymales et le malade dit « avoir sans cesse un voile devant les yeux ». Il tousse fréquemment et rejette « des crachats mousseux ». La température se maintient pendant quelques jours à 39°5 et 40°.

Cette fois encore le cœur et ses enveloppes paraissent ne pas avoir été atteints.

Les douleurs se calment rapidement sous l'influence de l'aspirine et du salicylate de soude. Les phénomènes oculaires cèdent à l'application, sur les yeux, de compresses humides chaudes. Mais les articulations ne reprennent leurs fonctions qu'au bout de trois mois.

Vers le 15 avril, le malade sort de l'hôpital avec toutes les apparences de la guérison. Il reprend donc son travail, mais au bout d'une semaine, il se sent moins robuste. Il ne peut plus rester longtemps debout : ses jambes fléchissent. Ses bras se fatiguent vite et le bras gauche surtout lui refuse bientôt tout service et s'atrophie. Il ressent des fourmillements et « des piqûres d'aiguilles » dans tous les membres, principalement dans le bras gauche.

Il rentre à l'hôpital au début de mai.

Le traitement consiste dans l'administration d'aspirine. Les douleurs disparaissent bientôt. Alors on constate l'apparition de phénomènes objectifs. Aux membres inférieurs, le malade présente un léger retard des sensations au pincement et à la piqûre. En certaines régions même l'anesthésie cutanée est complète ou presque complète. L'anesthésie cutanée est complète au niveau du bras gauche. Les réflexes tendineux sont normaux.

Le bras gauche présente une atrophie musculaire assez considérable. Les doigts de la main gauche sont fléchis sur la main, et la troisième phalange surtout présente du glossy-skin.

Les phénomènes douloureux ayant disparu, on continue l'administration de l'aspirine, mais on y ajoute une séance quotidienne de traitement électrique. On utilise les courants continus d'une intensité de 20 à 25 milliampères. Chaque séance dure 20 minutes au maximum.

Les membres inférieurs et le membre supérieur droit qui étaient légèrement atteints reprennent rapidement leur état normal. L'électricité donne des résultats moins rapides sur le bras gauche. Le 5 juin, le malade n'arrive pas à exécuter complètement le mouvement d'abduction du bras gauche. Il ne peut pas serrer avec force les objets qu'il tient. La sensibilité cutanée est redevenue presque normale et l'atrophie musculaire est beaucoup moins considérable.

On continue le traitement électrique, mais on cesse de faire prendre l'aspirine qui a déterminé une éruption sur les membres.

Il sort de l'hôpital à la fin de juin, presque complètement guéri, avec seulement une légère asthénie de la main gauche.

OBSERVATION II (personnelle). Juin 1912

M. I..., 58 ans, ménagère.

Antécédents pathologiques héréditaires : Nuls.

Antécédents personnels : A souffert d'un accès de rhumatisme articulaire aigu à l'âge de 35 ans. Toutes les articulations furent le siège de gonflement, de douleurs, OEdèmes généralisés. Hydrothorax. Endocardite rhumatismale et myocardite (palpitations douloureuses). Etat général grave : la température a atteint 40°. Cet accès a duré trois mois.

A 44 ans, nouvel accès de rhumatisme, moins grave que le premier : dure six semaines. Seuls le genou et le pied droits sont atteints.

A 49 ans, troisième accès. Seul le pied droit est pris. Il y a dix-sept semaines, elle est entrée de nouveau pour la sixième fois à l'hôpital. Les accès de rhumatisme sont de moins en moins violents puisqu'elle sort au bout de quinze jours.

Il y a six semaines, elle est entrée à l'hôpital de la Charité pour un dernier accès de rhumatisme articulaire aigu généralisé. Au bout de quelques jours elle ressent de violentes douleurs surtout dans le bras droit. Ces douleurs persistent et s'accentuent à l'occasion des mouvements.

La sensibilité a été diminuée considérablement pendant un certain temps. En juin, l'anesthésie a disparu presque complètement. Les douleurs musculaires disparaissent aussi peu à peu. On a constaté une légère réaction de dégénérescence.

La motilité active a été fortement atteinte, mais elle est redevenue presque normale.

Comme troubles trophiques, on observe en juin une rétraction des tendons des fléchisseurs. Un peu de glossy-skin. Atrophie légère des extenseurs de la main et de l'avant-bras, ainsi que du deltoïde.

On l'a soumise au traitement ordinaire : aspirine et électricité.

CONCLUSIONS

1º La polyarthrite rhumatismale est cause dans beaucoup de cas d'un processus pathologique nerveux et musculaire.

2º Le plus souvent il s'agit d'une simple atrophie musculaire sans perte de la sensibilité, sans perte des réflexes et sans réaction de dégénérescence.

3º L'atrophie et la paralysie des muscles ne sont pas en rapport avec la durée et l'intensité du processus articulaire.

4º Plus rarement que l'atrophie musculaire surviennent les affections nerveuses. Ces dernières consistent pour la plupart dans une légère irritation des troncs nerveux avoisinant l'articulation. A côté de ces névrites passagères, on trouve des lésions profondes des nerfs comme suites et complications des rhumatismes sévères.

5º Il n'y a pas d'explication absolue des névrites infectieuses. Il est certain que plusieurs facteurs (microbe ou toxine, terrain, hérédité, surmenage) entrent en jeu dans leur production.

6° Le pronostic est le plus souvent bon.

7° Le traitement des névrites consistera surtout dans l'aspirine, l'électrothérapie rationnelle, la mécanothérapie, le repos et les reconstituants du système nerveux.

BIBLIOGRAPHIE

—

BARILLON. — Thèse de Paris, 1887.

BERNHEIM et LAURENT. — Traité de médecine clinique et thérapeutique, tome II.

BRISTOWE. — A discussion on peripheral neuritis. *British medical Journal London*, 1892.

CHARCOT. — Cours d'anatomie pathologique, 1871.

CHARCOT et BOUCHARD. — Traité de médecine.

FOXWELL. — *The Lancet*, 1886.

HALDANE. — *Centralbl. f. Klin. medizin.*, 1892, p. 1047.

HAUDFORD. — Rheumatic peripheral neuritis associated with distinct joint affection. *Brit. méd. Journal London*, 1892.

HANOT. — Considérations générales sur le rhumatisme articulaire aigu. *Presse Médicale*, 2 juin 1894.

HOFFA, STRUMPELL et DARKSCHEWITSCH. — *Centralblatt für Klinische medizin.*, 1892.

KAHANE. — Über neuromuskuläre Erkrankungen bei polyarthritis rheumatica. *Centralblatt für Klinische medizin.*, Leipzig, 1892.

KLIPPEL et DURANTE. — Des dégénérescences rétrogrades dans les nerfs périphériques et les centres nerveux. *Revue de Médecine*, 1895.

PRESTON. — Differential diagnosis and treatment of multiple neuritis. *Tr. med. et chir. facult. Maryland*, Baltimore, 1891.

Revue des Sciences médicales, tome XXX, p. 151.

SPERZA. — Polinevrite da reumatismo articolare. *Raccoglitore med.* Forli, 1895.

WIDAL. -- *Nouveau Traité de Médecine et de Thérapeutique*, publié sous la direction de BROUARDEL et GILBERT. — Article : Rhumatisme articulaire aigu.

www.ingramcontent.com/pod-product-compliance
Ingram Content Group UK Ltd.
Pitfield, Milton Keynes, MK11 3LW, UK
UKHW022150070726
13613UKWH00003B/1473